Avocado-Kokosnuss-Smoothie mit Koriander

Portionen: 2
Zubereitungsdauer: 10 Minuten
Hinweis: Spinat ist extrem gut bei einer basischen Ernährungsweise.
Zutaten:

- 450 g Babyspinat
- 1 kleine Avocado
- 15 g Koriander
- 250 ml Kokosnusswasser (gibt es bei Alnatura oder im gut sortierten Real)
- 1 EL Ingwer
- ½ TL Kurkuma
- 1 Prise Cayennepfeffer

Zubereitung:

1. Zutaten in Mixer geben und mixen.
2. Dabei Avocado und Spinat Stück für Stück hinzugeben, während man den Inhalt durchmixt.
3. Sobald alles im Mixer grob zerkleinert wurde, mit möglichst hoher Geschwindigkeit eine Minute nochmals vermixen.
4. Anschließend in Glas geben und servieren.

Beerenpfannkuchen basischer Art

Portionen: 8 Pfannkuchen
Zubereitungsdauer: 25 Minuten
Hinweis: Statt Kokos-, kann auch Mandelmilch verwendet werden.
Zutaten:

- 120 g Mandelmehl
- 1 TL Stevia
- 3 TL Backpulver mit Natron
- 1 Prise Salz
- ½ TL Muskatnuss
- 250 ml Kokosnussmilch
- 1 Banane, zermatscht
- 1 EL (wer mag: vegane) Butter
- 1 EL Olivenöl
- Eine Handvoll Beeren nach Wahl

Zubereitung:

1. Mehl, Stevia, Backpulver, Muskatnuss und Salz in eine Schüssel geben.
2. Banane mit Kokosnussmilch verquirlen.
3. Bananen-Kokos-Gemisch mittig in die andere Schüssel mit dem Mehl etc. eingießen.
4. Mixtur setzen lassen.
5. Butter in Pfanne erhitzen.
6. Sobald diese heiß ist einen Teil des Gemisches in die Pfanne hinzugeben und einen Pfannkuchen braten.
7. Fertigen Pfannkuchen beiseitelegen und mit Butter beträufeln, sodass man auch den nächsten ohne zu verkleben darauflegen kann.
8. Pfannkuchen mit Beeren servieren und genießen.

Mittagspausensmoothie mit Avocado

Portionen: 2
Zubereitungsdauer: 5 Minuten
Hinweis: Ideal für den kleinen Hunger zwischendurch.
Zutaten:

- 1 Avocado
- 300 ml Mandelmilch
- 2 EL Korianderblätter
- 2 EL Kokosnussöl
- Saft einer Zitrone
- 4 EL Chiasamen
- 1 Prise Salz

Zubereitung:

1. Außer Öl und Chiasamen alle Zutaten miteinander im Mixen mixen.
2. Gut verrühren und Chiasamen hinzugeben.
3. Mit Kokosnussöl und ein wenig Salz verfeinern.
4. Genießen.

Sojasprossensalat mit Süßkartoffeln und Mandeln

Portionen: 4

Zubereitungsdauer: 10 Minuten plus Ruhezeit

Hinweis: Für eine selbstgemachte, basische Mayonnaise, werden 2 EL Mandelmus, 1 EL Senf, 150 ml Wasser, ½ TL Salz, eine Prise Pfeffer und der Saft einer halben Zitrone im Mixer rund zehn Sekunden gemixt. Nach und nach nun 250 ml Kokosöl zugeben und weitermixen. Die Masse wird mit der Zeit fester und kann als Mayonnaise genutzt werden. Benutzt man handelsübliche Mayo, wird der Salat insgesamt „nur" leicht basisch wirken.

Zutaten:

- 400 g Süßkartoffeln, gekocht, gewürfelt
- 100 g Sojasprossen
- 2 rote Paprika, geschnitten
- 1 Zwiebel, gewürfelt (alternativ basischer: Frühlingszwiebel)
- Ein paar Rucolablätter
- 30 g Mandeln
- 120 ml Mayonnaise (auf Zusätze achten oder selber zubereiten)
- Saft einer Zitrone
- 2 EL Olivenöl
- 1 Prise Pfeffer
- 1 Prise Salz

Zubereitung:

1. Zutaten in einer Salatschüssel vermengen.
2. Majo, Olivenöl, Zitronensaft und Gewürze hinzugeben.
3. Gut durchmischen und im Kühlschrank drei Stunden ruhen lassen.
4. Servieren und genießen.

Ingwer-Protein-Smoothie

Portionen: 2
Zubereitungsdauer: 10 Minuten
Hinweis: Ideal nach dem Sport.
Zutaten:
- 130 g Kohl
- Samen eines Granatapfels
- 1 Karotte, gewürfelt
- 1 TL Ingwer
- 250 ml Kokosnusswasser
- 60 g Hanfproteinpulver

Zubereitung:
1. Zutaten im Mixer mixen.
2. Eventuell ist etwas Geduld nötig. Mixen bis es eine einheitliche Masse bildet.
3. Servieren und genießen.

Amarant-Kokosnuss-Porridge

Portionen: 2
Zubereitungsdauer: 25 Minuten
Hinweis: Ideal für den Energiekick am Morgen – für einen guten Start in den Tag.
Zutaten:

- 500 ml Wasser
- 200 g Amarantsamen
- 250 ml Kokosnussmilch
- 30 g Kokosnussstücke

Zubereitung:

1. Amarant ins kochende Wasser hinzugeben.
2. Anschließend 15-20 Minuten köcheln lassen.
3. Vom Herd nehmen und restliche Zutaten hinzugeben.
4. Gut vermengen und genießen.

Panna-Cotta basischer Art

Portionen: 2

Zubereitungsdauer: 20 Minuten plus Ruhezeit

Hinweis: Marmelade ist überraschenderweise an sich nicht stark säurebildend, allerdings sollte man aufgrund des hohen Zuckeranteils es dennoch bei einem Kleks und nicht mehr belassen.

Zutaten:

- 250 ml Kokosnussmilch
- 250 ml Mandelmilch
- 2 EL veganer Gelatinenersatz (alternativ: Agar-Agar oder „klassische" Gelatine)
- 2 EL Stevia
- 2 TL Vanilleextrakt
- 2 TL Zimtpulver
- Saft einer ausgepressten Zitrone
- 2 EL Chiasamen
- 1 Kleks Marmelade zur Garnierung
- Ein wenig Kokosnussöl

Zubereitung:

1. Milch mit Gelatinenersatz in Kochtopf geben.
2. Fünf Minuten verquirlen.
3. Stevia, Zimt, Vanilleextrakt und Chiasamen hinzugeben.
4. Bei mittlerer Hitze ständig umrühren, bis die Milch kurz vor dem Kochen ist.
5. Bevor es kocht von der heißen Herdplatte nehmen und ein paar Minuten abkühlen lassen.
6. In der Zwischenzeit in Muffinformen jeweils einige Tropfen Kokosnussöl hinzugeben.
7. Die etwas abgekühlte Masse in die Formen hinzugeben.
8. 8 Stunden im Kühlschrank ruhen lassen.
9. Umgedreht aus den Formen nehmen und mit Marmelade garnieren.

Basisches Chili-Dressing

Portionen: Für einen großen Salat oder als Dip.
Zubereitungsdauer: 10 Minuten
Hinweis: Überraschend basisch und lecker. Statt Kokos-, kann auch Mandelmilch genutzt werden.
Zutaten:

- 2 Chilischoten, frisch
- 120 ml Natives Olivenöl Extra
- 3 EL Zitronensaft
- 1 EL Limettensaft
- Eine Handvoll Pfefferminzblätter, fein geschnitten
- 3 EL Kokosnussmilch
- 1 Prise Salz
- 1 Prise Pfeffer

Zubereitung:

1. Chilischote schälen. Samen entfernen.
2. Chili kleinschneiden und mit Zitronen/Limettensaft, Kokosnussmilch, Pfefferminze und Olivenöl vermengen.
3. Salz und Pfeffer dazugeben.
4. Über den damit zu garnierenden Salat träufeln.

Powerfrühstück mit Alfalfa

Portionen: 1

Zubereitungsdauer: 5 Minuten

Hinweis: Extrem sättigend und trotz der neutral bis leicht sauer wirkenden Kichererbsen insgesamt eine gute basische Grundlage für den Start in den Tag.

Zutaten:

- ½ Avocado, gewürfelt
- 50 g Alfalfasprossen
- 2 Tomaten
- 1 Gurke, gewürfelt
- Ein paar Zwiebelringe
- 1 EL Avocadoöl
- 50 g Mandeln
- 1 Prise Salz
- 1 Prise Pfeffer
- 50 g Kichererbsen
- Saft einer Zitrone

Zubereitung:

1. Das Gemüse gut miteinander vermengen.
2. Mit Avocadoöl und Zitronensaft beträufeln. Mit Salz und Pfeffer abschmecken.
3. Genießen.

Säurereduziertes Sandwich

Portionen: 1
Zubereitungsdauer: 10 Minuten
Hinweis: Vollkornbrot ist in einer moderaten basischen Ernährungsweise durchaus in Ordnung. Glutenfreie Sorten sind natürlich zu bevorzugen; alternativ gibt es neben fertigen, basischen Brotmischungen aus dem Fachmarkt, das im Buch vertretene Bananenbrot als Grundlage für das Sandwich.
Zutaten:
Pesto:

- 25 g Basilikum
- Ein paar Korianderblätter
- 50 g Walnüsse
- 1 Knoblauchzehe
- 2 EL Natives Olivenöl Extra
- Saft einer Zitrone
- 1 Prise Salz
- 1 Prise Pfeffer

Sandwich:

- 2 Scheiben Vollkornbrot, glutenfrei (oder das basischere Bananenbrot – siehe Rezept)
- 2 EL Hummus
- 1 Tomate, geschnitten
- ½ Avocado, geschnitten
- Ein paar Kopfsalatblätter

Zubereitung:

1. Alle Pestozutaten außer dem Öl vermengen und zu einem einheitlichen mixen. Mit dem Olivenöl die gewünschte Konsistenz nach Wahl erreichen.
2. Brotscheiben toasten.
3. Hummus und fertiges Pesto gleichmäßig auf den Brotscheiben verteilen und mit den restlichen Zutaten verfeinern.
4. Genießen.

Basisches Eis

Portionen: 4

Zubereitungsdauer: 15 Minuten plus Ruhezeit

Hinweis: Wer mag, kann das Eis mit ein wenig Tiefkühlobst aufwerten. Zugegeben: Teilweise sind die Zutaten nur im Fachhandel (z.B. bei Alnatura) zu bekommen, aber wer in einer basischen Ernährungsweise Eis „ohne Reue" essen möchte, muss eben auf ungewöhnliche Inhaltsstoffe ausweichen.

Zutaten:

- 500 ml Kokosnussmilch
- 120 ml Cream of Coconut (Gesüßte Kokosmilch mit Rohrzucker und Kokosnussfett)
- 50 g Steviapulver
- 1 Prise Zimt
- 1 Messerspitze Muskatnuss
- 1 Messerspitze Piment
- 1 TL Vanillepulver
- 120 g Mandelbutter

Zubereitung:

1. Kokosnussmilch, Cream of Coconut und Mandelbutter zu einer einheitlichen Masse vermengen.
2. Stevia, Zimt, Muskat und Piment hinzugeben. Vermengen, bis sich eine einheitliche Masse bildet.
3. Über Nacht in einer Eisform einfrieren.
4. Am nächsten Tag genießen.

Leichter Tomatensalat

Portionen: 4

Zubereitungsdauer: 10 Minuten

Hinweis: Alfalfa gehört zu den basischen Lebensmitteln. Kann mit Radieschensprossen ersetzt werden, falls Alfalfa als „exotische Zutat" nicht um die Ecke verfügbar ist.

Zutaten:

- 1 Frühlingszwiebel, dünn geschnitten
- 5 Tomaten, geschnitten
- 2 Gurken, geschält, spiralisiert oder dünn geschnitten
- 6 Basilikumblätter
- 50 g Alfalfasprossen
- 1 Prise Salz
- 1 Prise Pfeffer
- Saft einer Zitrone
- 1 EL Avocadoöl

Zubereitung:

1. Zutaten in Salatschüssel alle gut miteinander vermengen.
2. Servieren.

Leinsamen-Avocado-Zauber

Portionen: 2
Zubereitungsdauer: 10 Minuten
Hinweis: Leinsamen sind ein wichtiger Omega 3-Lieferant.
Zutaten:

- 2 Avocado, geschält, geschnitten und entkernt
- 250 ml Kokosnussmilch
- 1 EL Leinsamen
- 50 g Sojasprossen
- 1 TL Olivenöl
- 1 Prise Salz

Zubereitung:

1. Zutaten in Schüssel geben und alles gut miteinander vermengen.
2. Genießen.

Leinsamen-Chia-Nachtisch

Portionen: 2

Zubereitungsdauer: 10 Minuten

Hinweis: Wenn es einen mal nach was Süßem gelüstet, hat man mit diesem Rezept schnell einen leckeren Nachtisch herbeigezaubert, ohne zur Chipstüte etc. greifen zu müssen.

Zutaten:

- 100 g Heidelbeeren
- 360 ml Kokosnussmilch
- 1 EL Chiasamen
- 1 EL Leinsamen
- 1 TL Kakaopulver
- 2 EL Stevia
- 1 TL Zimt

Zubereitung:

1. Zutaten im Mixer mixen.
2. Servieren oder im Kühlschrank kühlen und ruhen lassen für später.

Feine Selleriesuppe

Portionen: 4
Zubereitungsdauer: 30 Minuten
Hinweis: Eine schnelle Suppe für Zwischendurch.
Zutaten:

- 500 g Sellerie, geschnitten
- ½ TL Dill
- 500 ml Gemüsebrühe (ohne Zusätze und Hefe)
- 250 ml Kokosnussmilch
- 1 Frühlingszwiebel
- 1 Prise Salz

Zubereitung:

1. Zutaten in Kochtopf geben.
2. Deckel schließen und 25 Minuten kochen. Bei Einsatz einer Küchenmaschine: Suppenfunktion wählen und kochen.
3. Mit der Kaltwassermethode öffnen.
4. Pürieren, bis es eine gleichmäßige Masse bildet.
5. Warm servieren.

Ananas-Spinat-Smoothie mit Kokosmilch

Portionen: 2

Zubereitungsdauer: 10 Minuten

Hinweis: Granatapfelsaft ist eine gute Alternative zum Saft der Zitronen.

Zutaten:

- Einige Ananasstücke
- 120 g Babyspinat
- 250ml Kokosnussmilch
- 6 Eiswürfel
- 1 TL Alfalfapulver
- Saft zweier Zitronen

Zubereitung:

1. Im Mixer mixen.
2. Zitronensaft erst nach dem Mixen hinzugeben.
3. In Gläser schütten und genießen.

Bohnen-Avocado-Sandwich

Portionen: 2

Zubereitungsdauer: 10 Minuten

Hinweis: Weiße Bohnen gehören zu den „wenig säurehaltigen" Bohnensorten. Gelegentlich bzw. mit anderen, basischen Zutaten vermengt sind weiße Bohnen bedenkenlos konsumierbar. Das Sandwich ist ideal für jene, die auf das „klassische Brot mit Belag"-Gefühl nicht gänzlich verzichten, gleichzeitig eine Übersäuerung aber vermeiden wollen.

Zutaten:

- 70 g weiße Bohnen, zerstampft
- 2 EL Olivenöl
- 1 Prise Salz
- 1 Prise Pfeffer
- 4 Scheiben Brot, glutenfrei
- Eine Handvoll Zwiebelringe
- 1 Karotten, hauchdünn geschnitten
- 1 Avocado, hauchdünn geschnitten
- 2 Handvoll Sojasprossen (gibt es bei Alnatura und Co.)

Zubereitung:

1. Sandwichunterseite mit Bohnen bestreichen.
2. Zwiebelringe, Karotten, Sprossen und Avocado darüber.
3. Sandwichoberseite drauf und genießen.

Buchweizen-Bananen-Porridge

Portionen: 2
Zubereitungsdauer: 10 Minuten
Hinweis: Buchweizen darf auf keinem basischen Speiseplan fehlen. Die ideale Grundlage für einen guten Start in den Tag. Die Mandelbutter und die Mandelmilch besorgt man am besten im Fachmarkt (Alnatura und Co.).
Zutaten:

- 250 ml Wasser
- 170 g Buchweizen
- 2 Grapefruits, geschält und geschnitten
- 1 EL Zimt
- 1l Mandelmilch
- 2 EL Mandelbutter

Zubereitung:

1. Wasser und Weizen vermengen.
2. Erhitzen und kochen, bis der Buchweizen alles Wasser aufgesogen hat.
3. Köcheln lassen und Mandelmilch hinzugeben. Gut umrühren.
4. Mandelbutter und Zimt hinzugeben.
5. In Müslischalen geben und mit Grapefruit garnieren.
6. Genießen.

Bohnen-Gurken-Salat

Portionen: 2

Zubereitungsdauer: 10 Minuten

Hinweis: Cashewkerne sind Stand 2019 weder eindeutig zu den basischen, noch sauren Lebensmitteln zuzuordnen. Deswegen sollten sie – ungeachtet ihrer positiven Eigenschaften – nur gelegentlich in Maßen genossen werden, um in Bezug auf die basische Ernährung auf Nummer Sicher zu gehen.

Zutaten:

- 2 Gurken, geschält und spiralisiert (bzw. fein geschnitten)
- 2 Karotten
- 2 Tomaten
- 1 grüne Paprikaschote, geschnitten
- 2 Zwiebeln, gewürfelt
- 20 g Koriander
- 80 g Cashewkerne
- 50 g Kichererbsen, gekocht und abgetropft
- 1 Prise Salz
- 1 Prise Knoblauchpulver
- 1 Prise Chilipulver
- 1 Prise Ingwerpulver
- 1 Prise Kümmel
- 1 Prise Kurkuma
- Eine Handvoll Korianderblätter als Dekoration
- Saft einer Zitrone

Zubereitung:

1. Zutaten in Salatschüssel vermengen.
2. Die Gewürze, das Salz und das Olivenöl Stück für Stück dabei hinzugeben.
3. Schließlich mit Zitronensaft beträufeln und Korianderblättern garnieren.
4. Genießen.

Fenchelsaft

Portionen: 2

Zubereitungsdauer: 15 Minuten

Hinweis: Der gelegentliche Genuss von Birnen ist bei einer basischen Ernährungsweise akzeptabel. Spinat und Karotten gleichen die leichte Säure mehr als aus.

Zutaten:

- 80 g Fenchel, geschnitten
- 2 EL Fenchelsamen
- 400 g Spinat
- 200 g Karotten, gewürfelt
- 1 Birne, geschält und geschnitten
- 120 ml Zitronensaft
- 5 Eiswürfel

Zubereitung:

1. Alle Zutaten gut abwaschen.
2. Fenchel, Spinat, Karotten und Birne in den Entsafter geben.
3. Ein wenig Zitronensaft hinzugeben.
4. Entsaften.
5. Den fertigen Saft mit Fenchelsamen garnieren.
6. Eiswürfel und restlichen Zitronensaft hinzugeben und servieren.
7. Genießen.

Spinat-mit-Avocado-Salat

Portionen: 2

Zubereitungsdauer: 20 Minuten

Hinweis: Spinat kann bei einer basischen Ernährungsweise gar nicht genug hochgeschätzt werden.

Zutaten:

- 400 g Spinatblätter, geschnitten
- 1 Avocado, gewürfelt
- 1 Pfirsich, entkernt und geschnitten
- 200 g Tomaten, geschnitten
- Eine Handvoll Mandeln
- 2-4 dünne Scheiben Tofu
- 2 EL Olivenöl
- Saft einer Zitrone
- 1 Prise Pfeffer
- 1 Prise Salz

Zubereitung:

1. Zutaten in einer Schüssel vermengen.
2. Mit Olivenöl und Zitronensaft beträufeln.
3. Salz und Pfeffer dazugeben.
4. Genießen.

Süßer Pfirsichsmoothie

Portionen: 2
Zubereitungsdauer: 10 Minuten
Hinweis: Ideal, wenn es was Süßes sein soll, ohne mit Zucker oder Zuckerersatz arbeiten zu müssen.
Zutaten:

- 2 Pfirsiche, geschält und entkernt
- 250 ml Mandelmilch
- 8 Eiswürfel
- 2 EL Hanfsamen
- 1 TL Ingwer
- Saft zweier Zitronen

Zubereitung:

1. Pfirsich, Mandelmilch und Zitronen in den Mixer geben. Mixen.
2. Anschließend die restlichen Zutaten hinzugeben.
3. Servieren und genießen.

Zimt-Quinoa-Bowl

Portionen: 2
Zubereitungsdauer: 30 Minuten
Hinweis: Schnell und sättigend.
Zutaten:

- 170 g Quinoa
- 400 ml Wasser
- 1 TL Zimt
- 1 Prise Salz
- 100 ml Kokosnussmilch

Zubereitung:

1. Quinoa ausspülen.
2. Quinoa, Wasser, Zimt und Salz in Kochtopf geben und gut vermengen.
3. Zum Kochen bringen.
4. Sobald es kocht 10 Minuten köcheln lassen.
5. Anschließend von der heißen Herdplatte nehmen und abkühlen lassen.
6. Abgekühltes Gemisch mit Kokosnussmilch beträufeln und genießen.

Zucchininudeln mit Pesto

Portionen: 4

Zubereitungsdauer: 30 Minuten

Hinweis: Zucchini lässt sich gut zu „Nudeln" verarbeiten, sodass man auf „echte" Nudeln auf Getreidebasis verzichten kann.

Zutaten:

Pesto:

- 50 g Basilikum
- 25 g veganer Parmesankäse, zerrieben
- 120 ml Olivenöl
- Saft einer Zitrone
- 40 g Walnüsse
- 3 Knoblauchzehen, zermahlen
- 1 Prise Salz
- 1 Prise Pfeffer

Pasta:

- 300 g Zucchini, spiralisiert
- 2 EL Kokosnussöl

Zubereitung:

1. Walnüsse in ein wenig Olivenöl anbraten, bis diesen braun werden.
2. Alle Pestozutaten im Mixer mixen.
3. Kokosnussöl erhitzen und danach Zucchini hinzugeben. 5 Minuten darin anbraten, bis diese schön weich sind.
4. Angebratene Zucchini mit der Pestosauce übergießen, gut vermengen und servieren.

Zucchini-Paleo-Hummus

Portionen: Dip für zwei Personen und eine Hauptmahlzeit
Zubereitungsdauer: 10 Minuten plus Ruhezeit
Hinweis: Besonders gute Tahina gibt es im türkischen Supermarkt zu kaufen. Alternativ kann man einfach geröstete Sesamsamen pürieren.

Zutaten:

- 150 g Zucchini, geschnitten
- 4 EL Tahina
- Saft zweier Zitronen
- 6 EL Olivenöl
- 4 Knoblauchzehen, zermahlen
- 1 Prise Salz

Zubereitung:

1. Zucchini, Zitronensaft, Knoblauch, Tahina und 3 EL Olivenöl zu einer einheitliche Masse vermixen.
2. Eine Stunde ruhen lassen.
3. Beim Servieren mit dem restlichen Olivenöl beträufeln.
4. Ideal zu Gemüse oder Beilagenbrot.

Säurearmer Joghurt mit Banane

Portionen: 4

Zubereitungsdauer: 15 Minuten

Hinweis: Zitronensaft wirkt im Körper überraschenderweise basisch. Joghurt ist gelegentlich in einer basischen Ernährung vertretbar. Die anderen Zutaten helfen, die enthaltene Säure auszugleichen.

Zutaten:

- 1 kg Joghurt (3,5 % Fett)
- 4 Bananen
- 4 reife Äpfel
- 1,5 EL Zitronensaft

Zubereitung:

1. Bananen und Äpfel schälen und in Stücke schneiden.
2. Joghurt und Bananen- sowie Apfelstücke in einer Schüssel vermengen.
3. Mit Zitronensaft abschmecken.
4. Servieren und genießen.

Hafer-Hirse-Müsli mit Kürbiskernen

Portionen: 3
Zuberebitungsdauer: 15 Minuten
Hinweis: Hirse und Hafer gehören zu den „guten säurebildenden Lebensmitteln". Das heißt, dass diese gelegentlich in Maßen dem Körper guttun. Dieses Rezept ist beispielsweise einmal die Woche vollkommen in Ordnung. Für den täglichen Verzehr oder während einer akuten, strengen Basendiätphase ist das Rezept jedoch nur bedingt geeignet. Die basischen Mandarinenstücke (je nach Sorte leicht basisch bis leicht säurebildend), die Mandeln und die Kürbiskerne helfen, die im Rezept enthaltenen Säuren insgesamt zu neutralisieren. Auch Buttermilch ist überraschenderweise ein leicht basisches Lebensmittel, wird von manchen Experten jedoch als säurebildend eingeschätzt. Einig ist man sich jedoch darin, dass Buttermilch deutlich besser als „normale" Milch ist.

Zutaten:

- 90 g Hirseflocken
- 60 g Haferflocken
- 900 ml Buttermilch
- 700 g Mandarinenstücke
- 5 EL Kürbiskerne (getrocknet oder geröstet)
- 15-20 Mandeln, gehackt

Zubereitung:

1. Hafer- und Hirseflocken in einer Schüssel vermengen.
2. Mit Buttermilch übergießen.
3. Mandarinen ggf. schälen und klein schneiden. Übers Müsli geben.
4. Mit Mandeln und Kürbiskernen garnieren und servieren.

Honig-Hirse-Brei

Portionen: 4

Zubereitungsdauer: 15 Minuten

Hinweis: Honig ist ein typisches Süßungsmittel für eine basische Ernährung. Wie schon bei anderen Hirsegerichten, sollte dieses Rezept nur gelegentlich konsumiert werden.

Zutaten:

- 240 g Hirse
- 4 TL Honig
- Eine Prise Meersalz
- 1,2 Liter Wasser

Zubereitung:

1. Hirse mit Wasser in einem Topf erhitzen.
2. Ständig rührend köcheln, bis sich eine breiige Masse ergibt.
3. Salzen und Honig einrühren.
4. Servieren und genießen.

Gemüsecurry basischer Art mit Tofu

Portionen: 2
Zubereitungsdauer: 30 Minuten
Hinweis: Tofu gehört zu den tendenziell basisch wirkenden Zutaten.
Zutaten:

- 250 ml Gemüsebrühe
- 250 ml Kokosnussmilch
- 1 EL Currypaste
- 1 TL Ingwer
- 1 Prise Salz
- 170 g Paprika, geschnitten
- 100 g Grüne Bohnen
- 2 Karotten, gewürfelt
- 1 Süßkartoffel, gewürfelt
- 150 g Tofu, gewürfelt
- 1 EL Zitronensaft
- 1 EL Basilikum, geschnitten

Zubereitung:

1. Gemüsebrühe, Kokosnussmilch, Ingwer, Salz sowie Curry in Kochtopf geben. Zum Kochen bringen.
2. Sobald es kocht Paprika, Bohnen, Karotten und Kartoffeln hinzugeben.
3. Ungefähr 5 Minuten auf kleiner Flamme köcheln lassen.
4. Tofu hinzugeben und weitere 5 Minuten köcheln lassen.
5. Mit den restlichen Zutaten abschmecken, umrühren und servieren.
6. Heiß genießen.

Veganes Bohnenchili

Portionen: 3
Zubereitungsdauer: 30 Minuten
Hinweis: Vorsichtig ist geboten. Nicht überall wo „vegan" draufsteht, ist auch immer „säurearm" drin. Bei diesem Gericht bleibt es jedoch in der Gesamtsumme basisch.
Zutaten:

- 4 EL Natives Olivenöl Extra
- 1 Zwiebel, gewürfelt
- 5 Knoblauchzehen, zermahlen
- 2 Jalapeños, geschnitten
- 2 grüne Paprikaschoten, geschnitten
- 100 g Sellerie, geschnitten
- 200 g Tomaten, geschnitten
- 750 ml Gemüsebrühe
- 60 ml Tomatenmark
- 200 g Kidneybohnen, gekocht
- 1 TL Kümmel
- 1 TL Chilipulver
- 2 EL Oregano
- 1 TL Pfeffer
- 1 Prise Salz

Zubereitung:

1. Öl im Topf erhitzen und darin Zwiebel und Knoblauch sautieren.
2. Salz, Jalapeños und Sellerie hinzugeben. Unter ständigem Umrühren ein paar Minuten sautieren.
3. Tomaten, Gemüsebrühe und Tomatenmark hinzugeben. Alles gut vermengen.
4. Restliche Zutaten hinzugeben und gut vermengen. 15 Minuten auf kleiner Flamme köcheln lassen.
5. Servieren und genießen.
6. Optional: Mit Koriander und einem Kleks saurer Sahne garnieren.

Veganes Paleo-Porridge

Portionen: 1
Zubereitungsdauer: 10 Minuten
Hinweis: Sättigt lange und gibt Kraft für den Tag.
Zutaten:

- 30 g Walnusskerne
- 2 EL Kürbiskerne
- 1 EL Chiasamen
- 1 TL Zimt
- 1 TL Muskatnuss
- 250 ml Kokosnussmilch
- 1 TL Kokosnussöl
- Saft einer Zitrone
- Saft einer Grapefruit

Zubereitung:

1. Zutaten in Schüssel vermengen und Kokosnussmilch dazugeben.
2. Umrühren und servieren.

Verführerischer Kirschen-Chia-Smoothie

Portionen: 2
Zubereitungsdauer: 10 Minuten
Hinweis: Sauerkirschen sind wegen ihres Basengehaltes zu bevorzugen.
Zutaten:

- 100 g Kirschen, entkernt
- 100 g Babyspinat
- 250 ml Mandelmilch
- 2 EL Chiasamen
- Eine Prise Ingwer

Zubereitung:

1. Nur Spinat und Kirschen im Mixer mixen.
2. Anschließend erst die restlichen Zutaten hinzugeben.
3. In Glas geben und genießen.

Grapefruit-Avocado-Salat

Portionen: 4
Zubereitungsdauer: 5 Minuten
Hinweis: Idealer Salat, wenn es sehr schnell gehen und dennoch schmecken soll.
Zutaten:

- 2 Avocados, dünn geschnitten
- 2 EL Natives Olivenöl Extra
- 1 Prise Salz
- 3 EL Mandelpulver
- 2 Grapefruits, geschält und geschnitten
- Eine Handvoll Rosinen

Zubereitung:

1. Zutaten in Salatschüssel vermengen.
2. Mit Olivenöl beträufeln und Salz darübergeben.
3. Genießen.

Grapefruit-Kokosnuss-Saft

Portionen: 2
Zubereitungsdauer: 10 Minuten
Hinweis: Die Grapefruit/Pampelmuse gehört zu den basisch wirkenden Fruchtsorten.
Zutaten:

- 2 Grapefruits
- 250 ml Kokosnusswasser
- 250 ml Mandelmilch
- ½ Zitrone
- 1 TL Ingwer
- 100 ml Wasser
- 4 Eiswürfel

Zubereitung:

1. Wasser erwärmen (nicht kochen) und Ingwer hinzugeben. Umrühren, damit sich der Ingwer darin auflöst.
2. Zitrone und Grapefruit auspressen und die Säfte zum Wasser-Ingwer-Gemisch hinzugeben.
3. Kokosnusswasser und Mandelmilch hinzugeben. Gut verrühren.
4. Eiswürfel rein und genießen.

Spinat-Tee-Power-Smoothie

Portionen: 3

Zubereitungsdauer: 5 Minuten

Hinweis: Nicht ganz säurefrei, aber deutlich säureärmer als Kaffee: Damit ein gutes Ersatzgetränk.

Zutaten:

- 200 g Babyspinat
- 1 kleine Avocado
- 250 ml abgekühlter grüner Tee
- Saft zweier Grapefruits

Zubereitung:

1. Zutaten im Mixer mixen.
2. Die Avocado am besten Stück für Stück hinzugeben, bis sich eine einheitliche Masse bildet.
3. In Gläser umfüllen und genießen.

Melonen-Gurken-Smoothie

Portionen: 2
Zubereitungsdauer: 5 Minuten
Hinweis: Kokoswasser kann auch mit „normalem" Wasser ersetzt werden.
Zutaten:

- 170 g Honigmelone, in Stücke und ohne Schale
- 150 g Gurke, gewürfelt
- 250 ml Kokosnusswasser
- 1 EL Pfefferminze
- 1 EL Koriander
- 1 Prise Salz
- Saft einer Zitrone

Zubereitung:

1. Zutaten außer dem Salz im Mixer mixen.
2. Anschließend dem Smoothie Salz hinzugeben.
3. Servieren und genießen.

Säurearmer Gurkensalat mit Rosinen

Portionen: 2
Zubereitungsdauer: 10 Minuten
Hinweis: Mit einem Spiralschneider geht das Gericht noch leichter von der Hand und macht optisch viel her.

Zutaten:

- 3 Gurken, spiralisiert oder dünn geschnitten
- 1 Zwiebel, gewürfelt
- Saft einer Zitrone
- 100 ml Kokosnussmilch
- 1 Prise Salz
- 1 Prise Pfeffer
- 2 EL Rosinen
- 2 EL Chiasamen
- 1 EL Koriander
- 2 EL Olivenöl
- 1 Avocado, gewürfelt
- 50 g Sojasprossen

Zubereitung:

1. Zutaten in Salatschüssel vermengen.
2. Servieren.

Gurkensalat mit Quinoa und Avocado

Portionen: 4
Zubereitungsdauer: 10 Minuten
Hinweis: Quinoa kann mit Kichererbsen ersetzt werden.
Zutaten:

1. 300 g Quinoa, gekocht
2. 3 Gurken, geschält und geschnitten
3. 1 Zwiebel, gewürfelt
4. 3 EL Zitronensaft
5. 2 EL Olivenöl
6. 3 EL Kokosnussmilch
7. 1 Prise Salz
8. 1 Prise Pfeffer
9. 2 Avocados, geschält, entkernt und geschnitten
10. 50 g Heidelbeeren
11. 1 TL Koriander

Zubereitung:

1. Zutaten in einer Schüssel verquirlen.
2. Mit Zitronensaft, Olivenöl und Kokosnussmilch beträufeln.
3. Salz und Pfeffer dazugeben, gut vermengen und servieren.

Hummus mit rotem Pfeffer

Portionen: 11
Zubereitungsdauer: 25 Minuten
Hinweis: Hummus ist eine gute Alternative zu deutlich säurehaltigerem Brotbelag wie Wurst oder vielen Käsesorten.

Zutaten:

- 300 g Kichererbsen, gekocht, eingeweicht und abgetrocknet
- 170 g rote Paprikaschote, gewürfelt und angebraten
- 2 Knoblauchzehen, zermahlen
- ½ Jalapeño, gewürfelt
- 4 EL Olivenöl
- Ein wenig Wasser
- 1 Prise Salz
- 1 Prise Schwarzer Pfeffer

Zubereitung:

1. Kichererbsen, Paprika und Knoblauch (ggf. im Mixer zu einer einheitlichen Masse mixen und anschließend) pürieren.
2. Masse würzen.
3. Olivenöl hinzugeben und bei Bedarf ein wenig Wasser.
4. Fertig.

Mandelmehlteig-Pizza

Portionen: 1 Pizza
Zubereitungsdauer: 30 Minuten
Hinweis: Man sollte sich nicht täuschen lassen – Pizza sollte bei einer basischen Ernährungsweise keineswegs regelmäßig auf dem Speiseplan stehen. Wenn man jedoch hin und wieder Lust auf Pizza hat, ist Mandelmehl eine sehr gute Alternative zu herkömmlichen Getreidezutaten.
Zutaten:
Teig:

- 150 g Mandelmehl
- 1 Prise Salz
- 1 EL Backpulver
- 120 ml Wasser
- 2 EL Natives Olivenöl Extra

Tomatensauce:

- 2 Knoblauchzehen, zermahlen
- 4 Tomaten und 1 Prise Salz
- 1 EL Italienische Gewürzmischung
- Eine Handvoll Oliven

Belag:

- 150 g Gemüse nach Wahl
- Eine Handvoll Zwiebelringe

Zubereitung:

1. Ofen auf 190 Grad vorheizen.
2. Trockene Zutaten des Teigs in eine Schüssel geben. Wasser und Öl hinzugeben und kneten. Fünf Minuten gut durchkneten, ggf. mehr Mehl zugeben.
3. Abdecken und beiseitestellen.
4. Saucenzutaten alle miteinander vermengen, am besten im Mixer.
5. Nun den Teig ausrollen und mit der Sauce bestreichen.
6. Belag oben drauf.
7. 20 Minuten im Ofen backen. Genießen.

Tacos basischer Art mit Süßkartoffeln

Portionen: 3

Zubereitungsdauer: 15 Minuten

Hinweis: Als Snack für die Arbeit durchaus geeignet. Der Säureanteil ist – für Tacos – verhältnismäßig gering. Als „gelegentliche Sünde" damit in Ordnung. Wer aktuell eine strenge, basische Diät hält, sollte dennoch vorerst darauf verzichten (Bohnen und Tortillas sollte man bei einer strikten Basendiät meiden).

Zutaten:

- 4 Tortillas, glutenfrei (optional: vorher im Ofen vorgewärmt)
- 1 Süßkartoffel, gekocht
- 100 g grüne Bohnen
- Ein wenig Kopfsalat, geschnitten
- 1 Avocado, gewürfelt
- 200 g schwarze Bohnen, gekocht
- 1 TL Knoblauchpulver
- 1 Prise Pfeffer
- 1 Prise Salz
- 1 TL Chilipulver

Zubereitung:

1. Kartoffel pürieren und Gewürze hinzugeben.
2. Die Mixtur auf den Tortillas verteilen. Bohnen, Avocado und Salatstücke hinzugeben.
3. Tacos servieren und genießen.

Wraps auf basische Art

Portionen: 1
Zubereitungsdauer: 15 Minuten
Hinweis: Diese Wraps gehören zur Kategorie jener Speisen, die gegen „Gelüste" helfen können. Die Radieschen sind ideal, um insbesondere das Bedürfnis nach Chips auf eine möglichst basische Weise zu stillen. Dennoch auch hier der Hinweis: gelegentlich in Ordnung, täglich nicht zu empfehlen – und bei einer akuten, strengen Basendiät meiden.

Zutaten:
- 2 Wraps, gluten- und hefefrei (ggf. im Ofen vorgewärmt)
- 1 Bund Radieschen, geschnitten und geputzt
- 2 Knoblauchzehen, zermahlen
- 200 g Hummus
- 1 Avocado, gewürfelt
- 1 Gurke, gewürfelt

Zubereitung:
1. Zutaten in einer Schüssel vermengen.
2. Mixtur gleichmäßig auf die Wraps als Füllung verteilen.
3. Zusammenrollen und genießen.

Ingwersuppe mit Karotten

Portionen: 4

Zubereitungsdauer: 15 Minuten

Hinweis: Ein wenig Petersilie kann als dekorative Garnierung verwendet werden.

Zutaten:

- 10 Karotten, geschält und geschnitten
- 1 Zwiebel, gewürfelt
- 4 EL Ingwer, zermahlen
- 750 ml Gemüsebrühe
- 2 EL Kokosnussöl
- 1 Prise Salz
- 1 Prise Pfeffer

Zubereitung:

1. Kokosnussöl erhitzen.
2. Sobald es heiß ist, bei niedriger Flamme darin Karotten und Ingwer erhitzen. Ständig umrühren.
3. Gemüsebrühe und Gewürze hinzugeben und köcheln lassen, bis die Karotten schön weich sind.
4. Fertige Masse im Mixer mixen.
5. Warm oder kalt genießen.

Japanischer-grüner-Tee-Smoothie

Portionen: 2
Zubereitungsdauer: 5 Minuten
Hinweis: Eignet sich sehr gut als koffeinhaltiger Kaffeeersatz.
Zutaten:

- 250 ml Kukichatee
- 250 ml Kokosnussmilch
- 150 g Spinat
- 1 Banane
- 1 TL Ingwer
- 1 Apfel
- 50 g Mandeln, eingeweicht

Zubereitung:

1. Zutaten im Mixer mixen.
2. Umrühren und servieren.

Kalte Heidelbeerensuppe

Portionen: 5
Zubereitungsdauer: 20 Minuten plus Ruhezeit.
Hinweis: Optional: Suppe mit etwas mehr Wasser auf dem Herd erhitzen und heiß servieren.
Zutaten:

- 300 g Heidelbeeren
- 1 Knoblauchzehe, zermahlen
- 1 Prise Salz
- 4 EL Koriander
- 2 EL Pfefferminze
- 1 Gurke, gewürfelt
- 200 ml Wasser

Zubereitung:

1. Heidelbeeren waschen und zu Brei zermatschen.
2. Mit einem Sieb die Feststoffe der Heidelbeeren rausfiltern, sodass nur die saftartige Masse übrigbleibt.
3. Knoblauch und Salz hinzugeben.
4. Koriander, Pfefferminze und einen Teil der Gurkenstücke hinzugeben. Gut durchmengen.
5. Wasser hinzugeben, bis gewünschte Konsistenz erreicht wurde.
6. Suppe eine Stunde ruhen lassen.
7. Beim Servieren die restlichen Gurkenstücke in die Suppe geben.

Kalte Karotten-Tomaten-Suppe

Portionen: 5
Zubereitungsdauer: 10 Minuten
Hinweis: Wer mag, kann das Ganze mit einem Schuss Tabasco feuriger gestalten.
Zutaten:

- 6 Tomaten, geschält
- 2 Karotten
- 1 TL Ingwer, zermahlen
- 3 Knoblauchzehen, zermahlen
- 2 EL Olivenöl
- 120 ml Gemüsebrühe
- 120 ml Kokosnussmilch
- 1 Prise Salz
- 1 Prise Pfeffer

Zubereitung:

1. Alle Zutaten im Mixer zu einer einheitlichen Masse mixen.
2. Servieren und genießen.
3. Optional: Ein paar Quinoa oder Kichererbsen (gekocht) hinzugeben.
4. Optional: Bei niedriger Flamme leicht erwärmen. NICHT zum Kochen bringen.

Kokosnuss-Apfel-Kakao-Genuss mit Chiasamen

Portionen: 2

Zubereitungsdauer: 25 Minuten

Hinweis: Die basisch wirkenden Chiasamen sind ein wahrer Genuss. Kakao gehört zu den „guten" Säurebildnern, bei welchen die Vorteile die Nachteile überwiegen – solange das Gesamtgericht basisch bleibt.

Zutaten:

- 2 Äpfel, geschält und gewürfelt
- 1 EL Kokosnussöl
- 1 TL Zimtpulver
- 2 EL Chiasamen
- Stevia zum Süßen nach Bedarf
- 2 EL Kakaopulver
- 1 EL Gerstengras

Zubereitung:

1. Kokosnussöl erhitzen.
2. Apfel, Zimt und Stevia hinzugeben. Andünsten.
3. Von der heißen Kochplatte nehmen und Kakao sowie Chiasamen hinzugeben.
4. Gut verrühren.
5. In Dessertformen geben und mit Gerstengras garnieren.
6. Im Kühlschrank abkühlen lassen.
7. Genießen.

Leckere Marmeladensünde

Portionen: 2 Gläser Marmelade
Zubereitungsdauer: 30 Minuten plus Ruhezeit
Hinweis: Dieses Rezept stellt eine Möglichkeit dar, wie man Marmelade in eine basische Ernährungsweise halbwegs einbauen kann. Während einer strengen Basendiät sollte man temporär darauf verzichten.

Zutaten:

- 200 g Ananas, gestückelt
- 200 g Grapefruit, gestückelt
- 1 EL Zimt
- 1 EL Ingwer
- ½ TL Muskatnuss
- 4 EL Kokosnussöl
- 60 ml Kokosnussmilch

Zubereitung:

1. Kokosnussöl bei mittlerer Flamme erhitzen.
2. Früchte hinzugeben und ständig umrühren.
3. Sobald die Früchte weich werden würzen.
4. Unter ständigem Umrühren weiter köcheln und Kokosnussöl einfließen lassen.
5. Nach einigen Minuten bzw. wenn die Früchte richtig weich geworden sind das Gemisch abkühlen lassen.
6. Kalte bzw. lauwarme Mixtur in Marmeladengläser umfüllen.
7. Wenigstens ein paar Stunden, idealerweise über Nacht, der Marmelade im Kühlschrank vor dem Verzehr Zeit geben.
8. Genießen.

Gebratene Banane

Portionen: 3
Zubereitungsdauer: 15 Minuten
Hinweis: Eine basenkompatible Süßspeise aus der Pfanne oder im Wok. Es sei dennoch erwähnt, dass dies während einer strengen basischen Diät vermieden und ansonsten nur gelegentlich nachgekocht werden sollte – z.B., wenn einen die Lust auf etwas Süßes packt, man es aber den Genuss im Nachhinein nicht schwer bereuen möchte.

Zutaten:
- 2 EL Butter
- 4 mittelgroße Bananen, geschält, in mundgerechte Stücke geschnitten
- 60 g Kokosblütenzucker
- 1 TL schwarze Sesamsamen
- Saft einer Zitrone

Zubereitung:
1. Wok (oder gusseiserne Pfanne) erhitzen. Butter hinzugeben.
2. Sobald die Butter geschmolzen ist, die Bananen hinzugeben.
3. Zucker hinzugeben. 2 Minuten schmelzen lassen.
4. Sesamsamen und Zitronensaft hinzugeben und alles gut durchmengen.
5. Genießen.

Backofenbananen mit Zimt

Portionen: 2

Zubereitungsdauer: 30 Minuten

Hinweis: Ahornsirup ist bei einer basischen Ernährung ein gutes Süßungsmittel. Es wirkt leicht basisch bis neutral.

Zutaten:

- 2 TL Kokosöl, in zwei Portionen aufgeteilt
- 1 EL Ahornsirup
- 2 große, reife Bananen
- 1 TL Zimt
- 1 EL Kokosblütenzucker

Zubereitung:

1. Ofen auf 200°C vorheizen. Eine Backform mit einem Teelöffel Kokosöl einfetten. Ahornsirup in die Backform geben und gut über dem Öl verteilen.
2. Bananen längs halbieren und in jeweils drei Stücke schneiden. Die 12 fertigen Bananenstücke in die Backform geben – die flache Seite nach oben. Mit Zimt und Zucker beträufeln. Das restliche Kokosöl möglichst gleichmäßig verteilen.
3. 15 Minuten backen. Die fertigen Bananenstücke ein wenig im Ahornsirup wenden, um sie beidseitig gut zu benetzen.

Gurken-Ingwer-Smoothie

Portionen: 2
Zubereitungsdauer: 10 Minuten
Hinweis: Gurken sind basisch, ebenso wie der Fenchel. Der „nur" neutrale Mandarinensaft spielt somit selbst bei einer „strengen" basischen Ernährungsweise aufgrund der geringen Gesamtmenge kaum eine Rolle.

Zutaten:
- ½ Fenchel
- 1 große Salatgurke
- 2 cm Stück Ingwer
- 1/2 Esslöffel Mandarinensaft
- 2 grüne Äpfel
- 4 Selleriestangen

Zubereitung:
1. Zuerst die Selleriestangen Stück für Stück im Mixer mixen.
2. Anschließend die restlichen Zutaten ebenfalls mixen.
3. Alles vermengen und servieren.

Paleo-Süßkartoffeln mit Grünkohlsalat

Portionen: 3
Zubereitungsdauer: 20 Minuten
Hinweis: Ein leckeres, basisches Grillgericht. Wir verwenden Apfelessig (statt z.B. Balsamicoessig), da dieser in geringen Mengen und gelegentlich in einer überwiegend basischen Ernährung vertretbar ist. Andere, deutlich säurehaltigere Essigsorten sollte man jedoch möglichst meiden bzw. nur selten konsumieren.
Zutaten:
- 3 Süßkartoffeln, gewürfelt
- 3 Esslöffel Natives Olivenöl Extra
- 2 TL Gewürzmischung nach Wahl
- Eine Prise Meersalz
- Eine Prise schwarzer Pfeffer
- 300 g Grünkohl, entstrunkt und klein geschnitten
- 1 Esslöffel Apfelessig
- 1 Esslöffel Schnittlauch, fein geschnitten
- ½ Teelöffel rote Paprikaflocken

Zubereitung:
1. Grill anzünden und "vorheizen."
2. Zuerst die Süßkartoffeln 3-5 Minuten grillen, bis diese schön weich und gebräunt sind.
3. Kohl (auf Alufolie) zugeben. 3-5 Minuten grillen.
4. Kohl und Kartoffeln in Schüssel geben.
5. Restliche Zutaten zugeben und vermengen.
6. Kalt oder warm genießen.

Paleo-Mandel-Porridge

Portionen:
Zubereitungsdauer: 15 Minuten
Hinweis: Säuren und Basen halten sich hier dank der guten Abmischung der Zutaten die Waage, sodass das Gericht leicht basisch herauskommen sollte.

Zutaten:
- 100 g Mandeln, geschnitten
- 20 g Kokosnuss, geschnitten
- 2 EL Kürbiskernsamen
- 2 EL Chiasamen
- 1 EL Leinsamen
- 1 TL Zimt
- 1 TL Mandelextrakt
- 500 ml Wasser
- Naturjoghurt nach Belieben
- Marmelade nach Belieben

Zubereitung:
1. Trockene Zutaten abzüglich Gewürze in Mixer zermahlen.
2. Wasser erhitzen und anschließend das Pulver hinzugeben. Gut vermengen.
3. Würzen und mit Joghurt und/oder Marmelade servieren.
4. Genießen.

Papayasalat

Portionen: 2

Zubereitungsdauer: 10 Minuten

Hinweis: Wer den Geschmack variieren möchte, ersetzt den Kopfsalat mit Rucola.

Zutaten:

- Eine Handvoll Kopfsalatblätter, geputzt
- 1 Papaya, hauchdünn geschnitten
- Eine Handvoll Radieschen, dünn geschnitten
- 3 EL Cashewkerne
- Eine Handvoll Cocktailtomaten

Dressing:

- 1 EL Ahornsirup
- 2 EL Kokosnussmilch
- 1 rote Chilischote, hauchdünn geschnitten
- Saft zweier Zitronen
- 1 Knoblauchzehe, zermahlen
- 1 EL Olivenöl
- 1 Prise Salz

Zubereitung:

1. Salatdressingzutaten vermengen.
2. Salatzutaten in Salatschüssel vermengen und Stück für Stück das Dressing hinzugeben.
3. Mit Öl und Salz beträufeln.
4. Servieren und genießen.

Paprikaschotenhummus

Portionen: 11
Zubereitungsdauer: 15 Minuten
Hinweis: Ideal als Dip oder zu frischem Gemüse.
Zutaten:

- 200 g Kichererbsen, gekocht, abgetropft
- 50 g rote Paprikaschote, geschnitten, angebraten
- 3 Knoblauchzehen, zermahlen
- ½ Jalapeño, zermahlen
- 1 Prise Salz
- 1 Prise Pfeffer
- 4 EL Olivenöl
- 2 EL Koriander
- Saft einer Zitrone
- Ein wenig Wasser

Zubereitung:

1. Kichererbsen, Koriander, Paprikaschote, Knoblauch und Jalapeño im Mixer mixen.
2. Olivenöl, Zitronen und ggf. Wasser hinzugeben und vermengen, bis die gewünschte Konsistenz erreicht wurde.
3. Würzen und Salzen.
4. Servieren.

Tomaten-Zucchini-Basenkur

Portionen: 4
Zubereitungsdauer: 15 Minuten
Hinweis: Wer mag, gibt noch ein wenig Himalaya-Salz und Minze hinzu.
Zutaten:

- 8 Tomaten
- 4 Zucchini
- 4 Frühlingszwiebeln
- 20 g schwarze Oliven (eingelegt, aufpassen: schwarze, NICHT schwarz-gefärbte Oliven!)
- 6 EL Olivenöl
- 2 TL Kräuter der Provence
- 2 TL Salz

Zubereitung:

1. Zucchini in dünne Scheiben schneiden. Frühlingszwiebeln in Ringe schneiden.
2. Zucchini und Frühlingszwiebeln mit Öl in einer Pfanne andünsten.
3. Oliven vom Stein abschneiden. Tomaten achteln. Oliven und Tomaten zu den Zucchini geben.
4. Kräuter und Salz darübergeben. Kurz anbraten und servieren.

Ba-Ba-Bananen-Brot

Portionen: 10

Zubereitungsdauer: 15 Minuten

Hinweis: Wenn es denn „Brot" während einer basischen Diät sein soll, stellt dieses Rezept einen halbwegs vertretbaren Kompromiss dar. Anders formuliert: Lieber auf Haferflockenbasis und mit ein paar Walnüssen ein ungefähr „neutrales" Brot, anstatt auf stark säurebildende Mehlprodukte zurückgreifen zu müssen.

Zutaten:

- 125 g Haferflocken
- ½ Packung (9 g) Weinsteinbackpulver
- 1 1/5 Bananen
- 1 Messerspitze Zimt
- 25 g Walnüsse
- 3 Datteln
- Wasser (nach Bedarf)

Zubereitung:

1. Datteln in eine Schüssel geben und mit im Wasserkocher erhitztem Wasser übergießen. Kurz Flüssigkeit aufsaugen lassen. Ofen auf 220°C vorheizen.
2. Walnüsse hacken.
3. Haferflocken in einer Getreidemühle zu einem groben Mehl mahlen.
4. Bananen schälen. Mit einer Gabel zerdrücken.
5. Datteln und Bananen mit einem Mixer oder einer Küchenmaschine zu einem Brei verarbeiten. Ggf. mit ein wenig zusätzlichem Wasser arbeiten.
6. Backpulver, Haferflockenmehl und eine Prise Salz mitsamt Bananen-Dattel-Mix zu einem Brotteig vermengen.
7. Walnüsse und Zimt dazu geben.
8. Kastenform mit Backpapier auslegen. Teig hineingeben.
9. Im Ofen 30 Minuten in der Form backen.
10. Aus dem Ofen nehmen und abkühlen lassen.
11. Servieren und Bananenbrot genießen.

Einfaches Ratatouille

Portionen: 4

Zubereitungsdauer: 20 Minuten

Hinweis: Wer keine „strenge" basische Ernährungsweise vornehmen möchte, kann die Frühlingszwiebeln mit roten Speisezwiebeln ersetzen.

Zutaten:

- 2 Auberginen
- 6 Tomaten
- 2 Zucchini
- 300 ml Gemüsebrühe (natürlich ohne Zusätze und Hefe)
- 6 EL Olivenöl
- 2 TL Meersalz
- 10 g Thymian
- 2 Frühlingszwiebeln
- Wasser nach Bedarf

Zubereitung:

1. Zucchini und Auberginen kleine schneiden.
2. Tomaten mit kochendem Wasser aus dem Wasserkochen überziehen. Kurz wirken lassen, dann die Haut abziehen. Tomaten achteln.
3. Zwiebeln würfeln und in Olivenöl andünsten.
4. Gemüsebrühe und Tomaten zugeben. Salzen und mit Kräutern abschmecken. 10 Minuten garen lassen.
5. Servieren und genießen.

Apfel-Kürbis-Suppe

Portionen: 6

Zubereitungsdauer: 25 Minuten

Hinweis: Äpfel sind recht intensive, basische Lebensmittel. Die Gemüsebrühe sollte wie immer ohne Zusätze und Hefe auskommen.

Zutaten:

- 500 g Butternusskürbis, geschält und gewürfelt
- 1 EL Olivenöl
- 1 Liter Gemüsebrühe
- 1 TL Ingwerpulver
- 1 Apfel, geschält und in Scheiben

Zubereitung:

1. Olivenöl in Schnellkochtopf geben und sautieren.
2. Sobald das Öl heiß ist, den Kürbis hinzugeben und 5 Minuten anbraten.
3. Restliche Zutaten hinzugeben und gut durchrühren.
4. Deckel schließen und 10 Minuten mit hohem Druck kochen.
5. Mit der Kaltwassermethode öffnen.
6. Suppe pürieren.
7. Warm servieren und genießen.

Gemüse mit Honig-Sojasamen-Dressing

Portionen: 4
Zubereitungsdauer: 15 Minuten
Hinweis: Spinat und Soja sind starke, basische Zutaten.
Zutaten:

- 750 g Spinat (Alternativ: Brokkoli)
- 3 EL Sojasauce
- 2 EL Reisweinessig
- 1 EL Honig
- 1 TL Sesamöl
- 1 TL Sesamsamen, geröstet

Zubereitung:

1. Etwas Wasser (50-100 ml) in den Wok geben. Erhitzen.
2. Spinat in den Bambusdämpfer geben (alternativ: Dämpfeinsatz eines Schnellkochtopfs benutzen).
3. Dämpfer in den Wok stellen und den Spinat 5 Minuten dämpfen.
4. In einer Schüssel Essig, Sojasauce, Öl, Honig und Sesamsamen zu einem Dressing vermengen.
5. Spinat auf einen Teller geben und mit Dressing beträufeln. Gut durchmengen.
6. Genießen.
7. Optional: Mit weiteren Sesamsamen garnieren.

Mandel-Melonen-Smoothie

Portionen: 2

Zubereitungsdauer: 10 Minuten

Hinweis: Während einer strengen, basischen Diät sollte der Smoothie gemieden werden. Hingegen als gelegentlicher, sättigender Drink mit ein wenig Süße stellt der Smoothie eine gute Alternative zu Softdrinks und Co. dar, ohne die eigenen, basischen Bemühungen komplett zu torpedieren.

Zutaten:
- 340 g Honigmelone, in Stücken
- 250 g Mandelmilch
- 220 g Eiswürfel
- 2 Teelöffel Honig

Zubereitung:
1. Eis und Milch miteinander im Mixer vermengen.
2. Restliche Zutaten ebenfalls separat mixen und dann alles zusammenmischen.

Quinoa-Gazpacho

Portionen: 2
Zubereitungsdauer: 15 Minuten
Hinweis: Wer mag, gibt noch einige geröstete Sonnenblumenkerne hinzu.
Zutaten:

- 4 Gurken, geschält
- 6 Tomaten
- 80 g Quinoa, gekocht
- 2 EL Olivenöl
- 1 Prise Salz
- 1 Prise Pfeffer
- 2 Knoblauchzehen
- 1 Prise Oregano
- 1 Prise schwarzer Pfeffer

Zubereitung:

1. Tomaten, Gurken und Knoblauchzehen im Entsafter entsaften.
2. Dem fertigen Saftgemisch die restlichen Zutaten zugeben und gut vermischen.
3. Kalt genießen.
4. Optional: Mit 100-200 ml Wasser bei mittlerer Flamme köcheln und heiß genießen.

Quinoa-Kokosnuss-Salat

Portionen: 2
Zubereitungsdauer: 15 Minuten
Hinweis: Ein weiterer Salat auf Quinoabasis. Meerrettich ist selbst während einer strengen Basendiät bedenkenlos essbar.

Zutaten:
- 340 g Quinoa, gekocht
- 3 EL Kokosnussöl
- 1 Knoblauchzehe, zermahlen
- 1 TL Currypulver
- 1 TL Koriander
- ½ TL Knoblauchpulver
- 100 g Radieschen, geviertelt
- Eine Handvoll Rucolablätter
- 2 Meerrettiche, geschnitten bzw. spiralisiert
- 2 EL Rosinen
- 1 Prise Salz
- Saft einer Zitrone

Zubereitung:
1. Kokosnussöl erhitzen und darin Knoblauch sautieren.
2. Quinoa, Curry- und Knoblauchpulver hinzugeben. Bei niedriger Hitze köcheln lassen und ständig umrühren, bis sich das Quinoaaroma richtig entfaltet.
3. Salzen und abkühlen lassen.
4. Restliche Zutaten in Salatschüssel vermengen.
5. Quinoamixtur hinzugeben, gut vermengen und mit Zitronensaft beträufeln. Ein paar Minuten ruhen lassen.
6. Servieren und genießen.

Apfel-Knollensellerie-Salat

Portionen: 3
Zubereitungsdauer: 15 Minuten
Hinweis: Kann mit einigen Sonnenblumenkernen gezielt verfeinert werden.
Zutaten:

- 1 Apfel, geschält und gewürfelt
- 2 EL vegane Mayonnaise
- 1 Knollensellerie, geschält und zerrieben
- 4 EL Mandeln, halbiert
- Saft einer Zitrone
- 2 Karotten, geschnitten
- 2 Gurken, geschnitten
- 2 EL Cream of Coconut (Kokosmilch mit eingedicktem Kokosnussfett)
- Eine Handvoll Petersilie
- 1 EL Olivenöl
- 1 EL Zitronensaft
- 1 Prise Salz
- 1 Prise Pfeffer

Zubereitung:

1. Zutaten in Salatschüssel miteinander vermengen.
2. Mit Mayonnaise beträufeln und erneut durchmengen.
3. Olivenöl und Zitronensaft hinzugeben. Mit Salz und Pfeffer würzen.
4. Genießen.

Artischockensalat

Portionen: 2
Zubereitungsdauer: 10 Minuten
Hinweis: Eine Prise schwarzer Pfeffer und ein Schuss Apfelessig (der „basischste" unter den handelsüblichen Essigsorten) eignen sich sehr gut zum Verfeinern.

Zutaten:
- 2 Artischockenherzen, halbiert, in Salzlake eingelegt
- Eine Handvoll Rucolablätter
- 100 ml Mandelpulver
- 1 Zwiebel, gewürfelt (alternativ noch „basischer": Frühlingszwiebel nehmen)
- 50 g Sojasprossen

Dressing:
- 3 EL Mayonnaise
- 2 EL Olivenöl
- Saft einer Zitrone

Zubereitung:
1. Zutaten in Salatschüssel vermengen.
2. Mayonnaise hinzugeben. Erneut vermengen.
3. Mit Olivenöl und Zitronensaft beträufeln.
4. Genießen.

Avocado-Schoko-Mousse

Portionen: 7
Zubereitungsdauer: 5 Minuten plus Ruhezeit
Hinweis: Statt Stevia kann mit ein wenig Vanillesirup eine weniger basische Alternativsüße verwendet werden. In Maßen gelegentlich unbedenklich, aber man sollte es damit auf Dauer nicht übertreiben.
Zutaten:

- 60 g Kakaopulver
- 4 Avocados, entkernt und geschnitten
- 140 ml Mandelmilch, ungesüßt
- 1 EL Vanilleextrakt
- Einige Tropfen Steviaextrakt
- 50 g Mandeln, in Wasser eingeweicht
- Dessertformen/Muffinformen zum Aushärten

Zubereitung:

1. Gemisch am besten im Mixer vermengen, bis sich eine einheitliche Masse bildet.
2. In Dessertformen geben und 4 bis 6 Stunden ruhen lassen.
3. Genießen.

Quinoasalat mit Gurke und einem Schuss Kokosmilch

Portionen: 2
Zubereitungsdauer: 10 Minuten
Hinweis: Variation des Quinoasalates. Wenn es mal leicht säurehaltig sein darf, kann fertiger Couscous (z.B. vom Vortag) statt Quinoa verwendet werden.
Zutaten:

- 170 g Quinoa, gekocht
- 1 Knoblauchzehe, zermahlen
- 1 Gurke, geschnitten
- Eine Handvoll Rucolablätter
- 1 rote Paprika, geschnitten
- 1 Avocado, gewürfelt
- 2 EL Chiasamen
- 2 EL Olivenöl
- 2 EL Kokosnussmilch
- 1 Prise Salz
- 1 Prise Pfeffer
- Saft einer Zitrone

Zubereitung:

1. Zutaten in Salatschüssel geben und gut durchmengen.
2. Am Schluss mit Olivenöl, Kokosnussmilch und Zitronensaft beträufeln.
3. Genießen.

Rübensaftmixtur

Portionen: 2
Zubereitungsdauer: 15 Minuten
Hinweis: Der teils gewöhnungsbedürftige Selleriegeschmack wird durch die anderen Zutaten mehr als ausgeglichen.
Zutaten:

- 2 Selleriestangen
- 2 Gurken
- 1 EL Petersilie
- 1 EL Pfefferminze
- 1 Rübe
- Saft einer Zitrone
- Saft einer Limette
- 1 TL Olivenöl
- 1 Prise Salz

Zubereitung:

1. Alle Zutaten gut abwaschen und ggf. kleinschneiden.
2. Sellerie, Gurken, Petersilie, Minze und Rübe entsaften.
3. Der Saftmixtur die restlichen Zutaten zugeben und verrühren.
4. Genießen.

Säurearme Tomatensuppe

Portionen: 3
Zubereitungsdauer: 20 Minuten
Hinweis: Kalt und warm ein Genuss.
Zutaten:

- 4 Tomaten, gewürfelt
- 3 Gurken, gewürfelt
- 1 rote Paprika, gewürfelt
- 1 Zwiebel, gewürfelt
- 250 ml Kokosnussmilch
- 150 ml Wasser
- Ein paar Korianderblätter
- 3 Knoblauchzehen, zermahlen
- Saft einer Zitrone
- 1 Prise Salz
- 1 Prise Pfeffer
- 2 EL Olivenöl
- 1 Prise Cayennepfeffer
- 1 Schuss Tabasco

Zubereitung:

1. Alle Zutaten außer Öl und Gewürze zu einer einheitlichen Masse vermengen.
2. Anschließend würzen und Öl hinzugeben. Gut vermengen.
3. Kalt genießen.
4. Optional: Auf dem Herd bei mittlerer Temperatur erhitzen und weitere 150 ml Wasser zugeben, um die Suppe auch heiß zu genießen.

Scharfe Avocadosuppe

Portionen: 2
Zubereitungsdauer: 20 Minuten
Hinweis: Kokosnussjoghurt gibt es bei Alnatura oder im E-Center zu kaufen.
Zutaten:

- 2 Avocados, geschält und entkernt
- 2 Gurken, geschält und gewürfelt
- 150 ml Kokosnussjoghurt (alternativ: Naturjoghurt)
- 2 EL Schnittlauch, geschnitten
- 2 EL Koriander
- 1 EL Zitronensaft
- 1 Prise Salz
- ½ Jalapeño, gewürfelt
- 1 Prise Schwarzer Pfeffer
- 1 TL Ingwer
- 1 Knoblauchzehe, zermahlen
- 100 ml Wasser

Zubereitung:

1. Alle Zutaten außer den Gewürzen im Mixer mixen, bis sich eine einheitliche Masse bildet.
2. Fertige Mixtur würzen.
3. Heißes Wasser hinzugeben. Bei Bedarf und je nach Vorliebe auch gerne mehr.
4. Servieren und genießen.
5. Optional: Auch kalt ein Genuss.

Scharfe Zucchininudeln mit Kichererbsen

Portionen: 2

Zubereitungsdauer: 25 Minuten

Hinweis: Kichererbsen sind nicht von ungefähr seit langem ein „Geheimtipp". Günstig und dennoch sehr basisch, sind diese auch für den kleinen (Studenten-)Geldbeutel erschwinglich.

Zutaten:

- 2 Zucchini, spiralisiert bzw. hauchdünn geschnitten
- 100 g Kichererbsen, gekocht
- 1 TL Currypulver
- 1 TL Korianderpulver
- 1 Zwiebel, gewürfelt
- 1 Prise Salz
- 1 Prise schwarzer Pfeffer
- 2 EL Kokosnussöl
- 4 EL Kokosnussmilch
- 1 Avocado, gewürfelt
- Saft einer Zitrone

Zubereitung:

1. Kokosnussöl erhitzen und Zwiebeln darin sautieren.
2. Zucchini hinzugeben und unter ständigem Umrühren köcheln lassen.
3. Kichererbsen hinzugeben und weiterhin umrühren. Nach und nach Gewürze und Kokosnussmilch hinzugeben.
4. Sobald die Zucchini weich werden den Herd ausschalten und das Gemisch mit Avocadostücken garnieren.
5. Mit Zitronensaft beträufeln.
6. Servieren und genießen.

Schnelle Quinoa-Bowl

Portionen: 4

Zubereitungsdauer: 15 Minuten

Hinweis: Wer es schärfer mag, verwendet in der Salsa eine Habanero statt der Jalapeño.

Zutaten:

- 170 g Quinoa, gekocht
- 1 Kohl, fein geschnitten, entstrunkt
- 120 ml Zitronensaft
- 2 EL Olivenöl
- ½ Jalapeño, gewürfelt
- 1 TL Kümmel
- 1 Prise Salz

Salsa:

- 1 Avocado, geschnitten
- 2 Tomaten, geschnitten
- 1 Jalapeño, gewürfelt
- Eine Handvoll Korianderblätter, geschnitten
- ½ Zwiebel, gewürfelt
- Saft einer Zitrone

Zubereitung:

1. Zitronensaft, Olivenöl, Jalapeño, Kümmel und Salz zu Dressing verquirlen.
2. Kohl in Salatschüssel geben und mit Dressing übergießen. Gut vermengen.
3. In einer weiteren Schüssel die Salsazutaten vermengen.
4. Kohlmischung und Quinoa vermengen. Salsa als Topping obendrüber.
5. Genießen.

Energieboost-Smoothie

Portionen: 2
Zubereitungsdauer: 5 Minuten
Hinweis: Sellerie ist eine beliebte Zutat der basischen Küche. Zwar werden – laut Trend 2019 – dem Sellerie „Wunderkräfte" zugesprochen, doch geschmacklich ist er wirklich nicht jedermanns Fall. Hier helfen Apfel und Granatapfelsaft, eine allzu bittere Note zu vermeiden.

Zutaten:
- 130 g Kohl
- 1 Apfel, geschält und entkernt
- 1 Stange Sellerie, geschnitten
- 20 g Minze, zermahlen
- 250 ml Granatapfelsaft
- 1 EL Hanfsamen

Zubereitung:
1. Zutaten im Mixer mixen und den fertigen Smoothie anschließend in zwei Gläser zum Genießen geben.

Erbsenrisotto

Portionen: 4

Zubereitungsdauer: 30 Minuten

Hinweis: Wichtig sind hier die Erbsen. Diese darf man mengenmäßig ruhig mehr gewichten, um die (leichte) Säure von Knoblauchzehen, Zwiebeln und Reis auszugleichen.

Zutaten:

- 750 ml Gemüsebrühe (ohne Hefe und Zusätze)
- 2 EL Olivenöl
- 1 Zwiebel, gewürfelt
- 3 Knoblauchzehen, zermahlen
- 200 g Basmatireis
- 150 g Erbsen (sofern aus dem Tiefkühlregal: in lauwarmem Wasser aufgetaut)
- Ein paar Babyspinatblätter
- Saft einer Zitrone
- 1 Prise Salz
- 1 Prise Pfeffer

Zubereitung:

1. Gemüsebrühe bzw. Brühwürfel in Wasser erhitzen.
2. Zwiebel mit Salz und Pfeffer in Olivenöl in einem Topf sautieren.
3. Knoblauch hinzugeben und vorsichtig weitersautieren.
4. Reis hinzugeben und gut vermengen. Mit heißer soweit Gemüsebrühe übergießen, dass alles mit Wasser bedeckt ist.
5. Unter ständigem Umrühren köcheln lassen, bis alle Flüssigkeit aufgesogen wurde.
6. Restliche Brühe hinzugeben und köcheln lassen, bis diese aufgesogen wurde.
7. Restliche Zutaten hinzugeben und mit Zitronensaft verfeinern.
8. Alles gut verrühren und zwei Minuten köcheln lassen.
9. Servieren und genießen.

Erdbeer-Spinat-Salat

Portionen: 5
Zubereitungsdauer: 10 Minuten
Hinweis: Erdbeeren wirken leicht sauer. Ergo je nach „Intensität" der basischen Ernährungsweise nur dosiert verwenden.
Zutaten:

- 50 g Erdbeeren, halbiert
- 500 g Spinatblätter, abgewaschen und dünn geschnitten
- ½ Zwiebel, gewürfelt
- 1 TL Stevia
- 1 Avocado, geschält, entkernt und geschnitten
- 2 EL Chiasamen
- 1 TL Olivenöl
- 1 Prise Salz

Zubereitung:

1. Alle Zutaten in Salatschüssel vermengen.
2. Mit Salz und Olivenöl beträufeln.
3. Genießen.

Erfrischender Minzsmoothie

Portionen: 1

Zubereitungsdauer: 5 Minuten

Hinweis: Ähnlich wie Erd- oder Himbeeren, sind Heidelbeeren leicht säurebildend. Zum gelegentlichen Verzehr geeignet; bei einer intensiven Basendiät lieber meiden. Sie können in diesem Fall gut mit Sauerkirschen (entsteint) ersetzt werden.

Zutaten:

- 130 g Heidelbeeren
- 150 g Spinat, geschnitten
- 250 ml Mandelmilch
- 2 EL Minze, geschnitten
- 1 TL Stevia
- Ein Stück Zitrone oder ein paar Minzblätter zum Garnieren

Zubereitung:

1. Mandelmilch und Spinat im Mixer mixen.
2. Sobald sich eine einheitliche Masse gebildet hat die restlichen Zutaten hinzugeben.
3. Erneut mixen, bis sich eine einheitliche Masse bildet.
4. In ein Glas geben und genießen.

Feine Süßkartoffelwedges

Portionen: 5
Zubereitungsdauer: 25 Minuten
Hinweis: Selbstverständlich kann man auch alternativ „normale" Kartoffeln (festkochend) verwenden.
Zutaten:

- 6 Süßkartoffeln, geschält und in Wedgesform geschnitten
- 4 EL Kokosnussöl
- 1 TL Currypulver
- 1 Prise Salz
- 2 Zucchini, spiralisiert oder hauchdünn geschnitten

Zubereitung:

1. Ofen auf 220 Grad vorheizen.
2. Kartoffeln und Kokosnussöl mitsamt Salz sowie Curry vermengen.
3. Kartoffeln gleichmäßig auf einem Backblech verteilen.
4. Backen lassen und ab und zu wenden.
5. Nach 15 Minuten Backzeit die Zucchini über das Backblech und die Kartoffeln streuen.
6. Weitere 5 Minuten backen.
7. Kurz abkühlen lassen und genießen.

Avocado-Alfalfasprossen-Smoothie

Portionen: 2
Zubereitungsdauer: 5 Minuten
Hinweis: Das Kokosöl kann auch gut mit Mandelöl ersetzt werden.
Zutaten:

- 500 ml Mandelmilch
- 50 g Sojasprossen
- 50 g Alfalfasprossen
- 1 TL Ingwer
- ½ Avocado
- 1 Apfel
- 1 EL Kokosnussöl

Zubereitung:

1. Mandelmilch, Sprossen, Avocado und Apfel im Mixer mixen.
2. Kokosnussöl und Ingwer hinzugeben.
3. Servieren und genießen.

Schoko-Porridge

Portionen: 2
Zubereitungsdauer: 15 Minuten plus Ruhezeit
Hinweis: In Maßen sind Cranberries bei einer basischen Ernährungsweise akzeptabel.
Zutaten:

- 80 g Quinoa, gekocht
- 2 EL Kakaopulver, ungesüßt
- 500 ml Mandelmilch
- Eine Handvoll Mandelsplitter
- Eine Handvoll Cranberries
- 2 EL Kokosnusschips, getrocknet
- 2 EL Mandelbutter, ungesüßt
- 1 EL Ingwerpulver

Zubereitung:

1. Quinoa mit Kakaopulver in Müslischale vermengen.
2. Mandelmilch hinzugeben. Gut vermengen.
3. Optional: Über Nacht das Gemisch stehen lassen.
4. Nochmals durchmengen und restliche Zutaten hinzugeben.
5. Gut vermengen und genießen.

Selbstgemachtes Mandelmilchgetränk

Portionen: 4 Portionen zu je 250 ml
Zubereitungsdauer: 15 Minuten plus Ruhezeit
Hinweis: Einfach – schnell – lecker.
Zutaten:

- 1l Wasser
- 150 g Mandeln
- 1 Prise Salz
- 2 EL Ahornsirup

Zubereitung:

1. Mandeln mit ein wenig Salz im Wasser 12 Stunden einweichen.
2. Anschließend im Mixer zu einer einheitlichen Masse mixen.
3. Mit einem Mulltuch/Käseleinen absieben.
4. Abgesiebte Milch wieder in den Mixer geben. Ahornsirup hinzugeben und kurz erneut mixen.
5. Im Kühlschrank ruhen lassen.
6. Servieren und genießen.
7. Optional: Mit ein paar Spritzern Zitronensaft beim Servieren verfeinern.

Sesam-Haselnuss-Proteinbombe

Portionen: 4
Zubereitungsdauer: 30 Minuten
Hinweis: Ideal für das Muskeltraining, gleichzeitig dennoch basisch.
Zutaten:

- 50 g Sesamkerne
- 80 g Haselnuss, geröstet
- 3 EL Koriandersamen
- 2 EL Kümmel
- 1 EL Olivenöl
- 1 Prise Salz
- 1 Prise schwarzer Pfeffer
- Wraps zum Befüllen

Zubereitung:

1. Sesamkerne rösten und in einer separaten Schüssel abkühlen lassen. Dasselbe mit den Haselnüssen machen, sofern diese noch rösten müssen.
2. Koriander und Kümmel ebenfalls rösten, dabei aber vorsichtig sein: Sehr empfindlich!
3. Alle Zutaten außer dem Öl und den Wraps in einen Mixer geben und zermahlen, bis sich ein einheitliches, trockenes Pulver bildet.
4. Wraps mit der Mixtur befüllen.
5. Olivenöl als Dip.
6. Genießen.
7. Optional: Statt Olivenöl einen leckeren Salsadip nehmen.

Sommergemüsesalat

Portionen: 2
Zubereitungsdauer: 20 Minuten
Hinweis: Kann mit gerösteten Sesamsamen einfach aufgewertet werden.
Zutaten:

- 1 Rote Beete, geschnitten
- 6 Radieschen, geschnitten
- 1 Orange
- ½ Zwiebel, gewürfelt
- 1 Zucchini, spiralisiert oder dünn geschnitten
- 1 rote Paprika, geschnitten
- Eine Handvoll Mandeln

Dressing:

- 2 EL Olivenöl
- 2 TL Oregano
- 1 Knoblauchzehe, zermahlen
- 2 Tropfen Stevia
- 2 EL Kokosnussmilch
- 1 EL Petersilie, geschnitten
- Saft einer Zitrone
- 1 Prise Salz

Zubereitung:

1. Zucchini in Kokosnussöl anschwitzen.
2. Danach alle Salatzutaten mitsamt Zucchini in Salatschüssel geben und vermengen.
3. Dressingzutaten vermengen und anschließend über den Salat geben.
4. Genießen.

Spinat-Grapefruit-Saft

Portionen: 2
Zubereitungsdauer: 15 Minuten
Hinweis: Der Spinat kann ggf. weggelassen werden.
Zutaten:

- 150 g Spinat
- 1 Grapefruit
- 1 Karotte
- 2 Selleriestangen
- 1 Rüben
- ½ TL Zimt
- 1 TL Ingwer
- Ein paar Pfefferminzblätter
- 1 EL Chiasamen

Zubereitung:

1. Alle Zutaten gut abwaschen und kleinschneiden.
2. Entsaften und alles gut miteinander verrühren.
3. Zum Abschluss die Chiasamen und die Pfefferminzblätter (als Garnierung) hinzugeben.
4. Genießen.

Tacosalat mit Sonnenblumenkernen und Cashewsalsa

Portionen: 3
Zubereitungsdauer: 30 Minuten
Hinweis: Eine wahre Proteinbombe.
Zutaten:
Paste:

- 60 g Sonnenblumenkerne
- 1 TL Chilipulver und 1 TL Kümmel
- 1 TL Pfeffer und 1 Prise Salz

Cashewsalsa:

- 150 g Cashewkerne, eingeweicht
- Saft einer Zitrone
- 1 Prise Salz
- 250 ml Wasser

Avocadodip:

- 1 Avocado, gewürfelt
- ½ Zwiebel, gewürfelt
- 2 Tomaten
- 1 TL Kümmel
- Saft einer Zitrone
- 1 Prise Salz und 1 EL Olivenöl

Zusätzlich: Salat nach Wahl
Zubereitung:

1. Alle Pastenzutaten zusammenmengen und zu einer einheitlichen Masse mischen.
2. Cashewkerne mit Wasser und Zitronensaft ebenfalls zu einer einheitlichen Masse mischen. Würzen.
3. Beide gemischten Mixturen zusammen vermengen.
4. Salat putzen und schneiden. Salatblätter auf einem Teller anrichten.
5. Avocadodipzutaten vermengen und auf den Salatblättern verteilen.
6. Pasten- und Cashewkernmixtur schlussendlich als Topping obendrauf.
7. Genießen.

Thai-Kohl-Salat basischer Art

Portionen: 4

Zubereitungsdauer: 20 Minuten

Hinweis: Die Kokosnussmilch sollte auf keinen Fall durch Mandel- oder gar Kuhmilch (sehr säurebildend) ersetzt werden.

Zutaten:

- 1 Kohlkopf, entstrunkt
- 1 Zwiebel, gewürfelt
- 2 EL Kokosnusssauce (oder eine asiatische Sauce nach Wahl)
- Saft zweier Zitronen
- 120 ml Kokosnussmilch (z.B. aus der Asiaecke im Realmarkt)
- 2 Jalapeño, gewürfelt
- Zeste einer Zitrone
- 2 rote Paprika, gewürfelt
- 3 Knoblauchzehen, zermahlen
- 1 EL Kokosnussöl

Zubereitung:

1. Zwiebelwürfel in Kokosnussöl sautieren.
2. Knoblauchzehen, Paprika und Jalapeño hinzugeben. Goldbraun sautieren.
3. Kohlblätter in heißem Wasser blanchieren. Abtropfen lassen.
4. Kokosnusssauce, Zitronenzeste und Zitronensaft mit Kokosnussmilch vermengen.
5. Kohlblätter und sautierte Zutaten vermengen. Mit der Kokosnussmilchmischung beträufeln.
6. Servieren und genießen.

Tomatensuppe für Genießer

Portionen: 3
Zubereitungsdauer: 30 Minuten
Hinweis: Lauch wirkt basisch.
Zutaten:

- 600 g Tomaten, geschält (in warmes Wasser legen und Haut abpulen)
- 4 Lauch, dünn geschnitten
- 6 Knoblauchzehen, zermahlen
- 2 EL Kokosnussöl
- 250 ml Gemüsebrühe
- 1 Dose Kokosnussmilch
- 1 Prise Salz
- 1 Prise Pfeffer

Zubereitung:

1. Lauch mit Öl sautieren.
2. Knoblauch hinzugeben und eine Minute lang umrühren.
3. Hautlose Tomaten zu einer einheitlichen Masse vermixen.
4. Tomatenmixtur zum sautierten Lauch geben und bei niedriger Hitze köcheln lassen.
5. Kokosnussmilch, Gemüsebrühe, Salz und Gewürz hinzugeben.
6. Köcheln lassen und ab und zu umrühren.
7. Sobald alles gut durchwärmt ist servieren.
8. Genießen.

Apfelfrühstücksbeilage mit Kokosnussöl

Portionen: 5
Zubereitungsdauer: 20 Minuten
Hinweis: Gerstengras hilft, die Säuren (im Magen) aus der Nahrung zu neutralisieren.
Zutaten:
2 Äpfel, geschält und gewürfelt
1 EL Kokosnussöl
1 TL Zimtpulver
2 EL Chiasamen
Stevia zum Süßen nach Bedarf
2 EL Kakaopulver
1 EL Gerstengras
Zubereitung:
1. Apfel, Zimt, Kokosnussöl und Zitronensaft in kleinen Kochtopf geben.
2. Bei mittlerer Hitze das Gemisch einige Minuten weichkochen.
3. Mit Stevia nach Bedarf süßen.
4. Als Beilage zu Pudding oder Porridge servieren.
5. Genießen.

Knoblauch mit Pilzen

Portionen: 4
Zubereitungsdauer: 25 Minuten
Hinweis: Als Sättigungsbeilage passt – gelegentlich unbedenklich - Wildreis gut dazu.
Zutaten:

- 2 EL Olivenöl
- 2 Knoblauchzehen, zermahlen
- ¼ TL Thymian
- ¼ TL Petersilie
- ¼ TL Salbei
- 150 g Pilze, geviertelt
- 2 Karotten, geschnitten
- 2 EL Schnittlauch, geschnitten
- 1 Prise Pfeffer
- 1 Prise Salz

Zubereitung:

1. Knoblauch im Kochtopf mit Olivenöl sautieren.
2. Kräuter und Pilze hinzugeben. Mit Salz und Pfeffer abschmecken. 10 Minuten köcheln lassen.
3. Fertige Mixtur mit Schnittlauch und Karotten garnieren.
4. Servieren und genießen.

Granatapfelsalat mit Minze

Portionen: 2

Zubereitungsdauer: 15 Minuten

Hinweis: Gelegentlich ist gegen einen Granatapfelsaft nichts einzuwenden; außer während einer sehr strengen, basischen Kur.

Zutaten:

- 2 Handvoll Rosenkohlblätter
- Saft einer Zitrone
- 2 Orangen, geschält und halbiert
- 3 EL Cashewpulver (gibt es bei Alnatura und Co.)
- Kerne eines Granatapfels
- Eine Handvoll Pfefferminzblätter, zerkleinert
- 2 EL Olivenöl

Zubereitung:

1. Zutaten in Salatschüssel gut vermengen.
2. Mit Olivenöl und Zitronensaft beträufeln.
3. Genießen.

Himbeersmoothie mit Mandelmilch

Portionen: 2

Zubereitungsdauer: 10 Minuten

Hinweis: Gerade außerhalb der Saison eignen sich tiefgefrorene Himbeeren (fast) genauso gut für den Smoothie, wie frische.

Zutaten:

- 120 g Himbeeren
- 250 ml Mandelmilch
- Saft zweier Grapefruits
- Eine Prise Salz

Zubereitung:

1. Im Mixer mixen.
2. In Glas umfüllen und genießen.

Rübensalat mit Rucola

Portionen: 2
Zubereitungsdauer: 10 Minuten
Hinweis: Mit einem Spiralschneider werden die Karotten richtig schön dekorativ.
Zutaten:

- 4 Rüben, geschält und dünn geschnitten
- 3 Karotten, geschält und spiralisiert (bzw. dünn geschnitten)
- 1 Sellerieherz, mit Blättern, geschnitten
- Eine Handvoll Rucola
- ½ Rettich, geschnitten
- 1 Fenchel
- 1 EL Olivenöl
- 1 EL Zitronensaft
- 1 Prise Salz
- 1 Prise Pfeffer

Zubereitung:

1. Rüben, Sellerieherz und Blätter, Rettich, Rucola und Fenchel in Salatschüssel geben.
2. Gut durchmengen und mit Olivenöl sowieso Zitronensaft beträufeln.
3. Mit Salz und Pfeffer abschmecken. Genießen.

Säurereduzierter Burger

Portionen: 4

Zubereitungsdauer: 20 Minuten

Hinweis: Der Burger ist als Beispiel gedacht, wie man eine de facto weniger gesunde Speise für den gelegentlichen Verzehr halbwegs säurearm gestalten kann. Somit gilt der obligatorische Hinweis: Nicht für den täglichen Verzehr empfohlen.

Zutaten:

- 2 rote Paprikaschoten, geschnitten
- 2 EL Kokosnussöl
- 1 Prise Salz
- 1 Prise Pfeffer
- 4 Burgerbrötchen, getoastet
- 4 EL Basilikumpesto
- Eine Handvoll Rucola

Zubereitung:

1. Paprikaschote mitsamt Salz und Pfeffer in Kokosnussöl anbraten.
2. Burgerhälften mit Pesto einschmieren.
3. Burgerunterseite mit angebratenem Paprika bedecken.
4. Rucola obendrauf.
5. Warm genießen.

Süßkartoffelcurry mit Kichererbsen

Portionen: 2

Zubereitungsdauer: 20 Minuten

Hinweis: Ingwer ist ein basisches Würzmittel und verleiht dem Curry einen unverwechselbaren Geschmack.

Zutaten:

- 200 g Kichererbsen, gekocht und abgetropft
- 2 EL Olivenöl
- 4 Süßkartoffeln, gewürfelt
- 1 Zwiebel, gewürfelt
- 1 EL Ingwerpulver
- 1 EL Currypulver
- 120 ml Gemüsebrühe
- 200 ml Kokosnussmilch
- 1 Prise Salz
- 1 Prise Pfeffer
- Eine Handvoll Pfefferminzblätter

Zubereitung:

1. Zwiebeln in 1 EL Olivenöl sautieren.
2. Ingwer, Knoblauch, Currypulver und Salz hinzugeben. 2 Minuten köcheln lassen.
3. Kartoffeln und Gemüsebrühe hinzugeben. Ständig umrühren.
4. Sobald die Kartoffeln weich werden, Kokosnussmilch und Kichererbsen hinzugeben. Verrühren.
5. Sobald die Kartoffeln durch sind, vom Herd nehmen und mit Pfefferminzblättern garniert servieren.
6. Dazu, sofern gewünscht, Beilage nach Wahl servieren.

Tropisch-würziger Smoothie

Portionen: 3
Zubereitungsdauer: 10 Minuten
Hinweis: Wenn Papaya gerade nicht frisch zur Hand ist: Im Discounter und im Supermarkt gibt es oft tropische Früchte aus dem Tiefkühlregal.
Zutaten:

- 100 g Heidelbeeren
- 200 g Papaya, gestückelt
- 1 Banane
- 5 Eiswürfel
- 500 ml grüner Tee, abgekühlt
- 1 TL Kurkuma
- 1 TL Ingwer
- 1 Prise
- Ein wenig Cayennepfeffer

Zubereitung:

1. Zutaten im Mixer mixen.
2. Anschließend Gewürze hinzugeben.
3. In Glas geben und genießen.

Selbstgemachte vegane Mayonnaise

Portionen: Für eine große Hauptmahlzeit
Zubereitungsdauer: 5 Minuten
Hinweis: Ganz nützlich, wenn es vegan und/oder so „basisch wie möglich" sein soll. Für alle Gerichte in diesem Buch geeignet, welche Mayonnaise verwenden.
Zutaten:

- 120 ml Mandelmilch
- 2 EL Zitronensaft
- 1 EL Dijonsenf
- 120 ml Olivenöl
- 1 Prise Salz
- 1 Prise Pfeffer

Zubereitung:

1. Zutaten gut vermengen.
2. Genießen.
3. Optional: Mandelpulver oder ein wenig Kokosnussöl hinzugeben.

Selbstgemachtes Hummus

Portionen: Dip für zwei Personen und eine Hauptmahlzeit
Zubereitungsdauer: 15 Minuten plus Ruhezeit
Hinweis: Hummus ist vielseitig verwendbar. Schmeckt tatsächlich zu ein wenig Brot (in Maßen gelegentlich genießen „erlaubt") sehr vorzüglich.
Zutaten:
- 1 Dose Kichererbsen
- 4 EL Tahina
- Saft zweier Zitronen
- 6 EL Olivenöl
- 4 Knoblauchzehen, zermahlen
- 1 Prise Salz

Zubereitung:
1. Kichererbsen mitsamt Brühe aus der Dose (oder alternativ Gemüsebrühe) zu einer einheitlichen Masse vermixen.
2. Zitronensaft, Knoblauch, Tahina und 3 EL Olivenöl hinzugeben.
3. Weitermixen, bis sich eine einheitliche Masse bildet.
4. Eine Stunde ruhen lassen.
5. Servieren und dabei mit dem restlichen Olivenöl beträufeln.
6. Ideal zu Gemüse oder auch Beilagenbrot.

Selbstgemachtes Kokosnussmilchgetränk

Portionen: 4

Zubereitungsdauer: 10 Minuten

Hinweis: Entweder ideal zum Kochen (bei anderen Gerichten als Gemüsebrühe- oder Wasserersatz), aber auch gegen den kleinen Hunger zwischendurch hilfreich.

Zutaten:

- 1l Wasser
- 120 g Kokosnussflocken
- 1 EL Ahornsirup

Zubereitung:

1. Wasser und Flocken im Mixer mixen, bis es eine einheitliche Masse bildet.
2. Mit einem Mulltuch/Käseleinen oder Sieb absieben.
3. Einen Schuss Ahornsirup hinzugeben.
4. Fertig.

Wachmachersaft

Portionen: 2
Zubereitungsdauer: 10 Minuten
Hinweis: Brunnenkresse wird nachgesagt, eine der besten Salatsorten zu sein.
Zutaten:

- 60 g Brunnenkresse
- 3 Tomaten
- 1 TL Fenchel
- 1 TL Ingwer
- 2 EL Petersilie
- Saft einer Zitrone
- 1 TL Macapulver
- 1 EL Olivenöl

Zubereitung:

1. Alle Zutaten gut abwaschen und ggf. kleinschneiden.
2. Entsaften.
3. Dem fertigen Saft das Macapulver hinzufügen.
4. Verrühren und anschließend Olivenöl und Zitronensaft hinzugeben.
5. Fertig.

Wassermelonen-Smoothie

Portionen: 3

Zubereitungsdauer: 10 Minuten

Hinweis: Inzwischen gibt es Kokosnusswasser sogar beim Discounter zu kaufen. Der Gang in den Bioladen ist somit nicht mehr in allen Fällen nötig.

Zutaten:

- 100 g Heidelbeeren
- 150 g Wassermelone, in Stücken ohne Schale
- 1 TL Ingwer
- 250 ml Kokosnusswasser
- 1 EL Chiasamen
- 5 Eiswürfel

Zubereitung:

1. Alles im Mixer mixen.
2. Servieren und genießen.

Zimt-Apfel-Hafer-Zauber

Portionen: 4
Zubereitungsdauer: 30 Minuten
Hinweis: Ceylon-Zimt ist zu bevorzugen, da noch milder und hochwertiger.
Zutaten:

- 500 ml Mandelmilch
- 500 ml Wasser
- 2 TL Vanilleextrakt
- 200 g Haferflocken
- 2 EL Chiasamen
- 2 TL Zimt
- 1 EL Gestenpulver
- Saft einer Zitrone
- 2 EL Kokosnussöl
- 2 Äpfel, geschält und gewürfelt

Zubereitung:

1. Hafer mit erhitzen Wasser in Schale geben. Vermengen und abdecken.
2. In der Zwischenzeit Kokosnussöl in Pfanne bei mittlerer Hitze erwärmen. Äpfel darin sautieren.
3. Sautierte Äpfel in die Schale hinzugeben.
4. Mandelmilch, Chiasamen, Vanilleextrakt und Gerstenpulver hinzugeben.
5. Mit Zitronensaft beträufeln.
6. Genießen.

Einfacher Bananenshake

Portionen: 2
Zubereitungsdauer: 5 Minuten
Hinweis: Bananen sind bei einer basischen Ernährung bedenkenlos essbar. Wer keinen Kokosblütenzucker mag, kann stattdessen mit einem Kleks Honig das Ganze abschmecken.

Zutaten:
- 2 Bananen
- 300 ml Mandelmilch
- 2 TL Kokosblütenzucker

Zubereitung:
1. Bananen und Milch in den Mixer geben.
2. Gut vermixen.
3. Zucker reinrühren und auf zwei Gläser aufteilen.
4. Fruchtdrink genießen.

Kartoffeln mit Avocado

Portionen: 4
Zubereitungsdauer: 30 Minuten
Hinweis: Die Avocado ist eine basenreiche Frucht.
Zutaten:

- 2 Avocados
- 1,1 kg Kartoffeln (rund ein Dutzend)
- Ein Spritzer Zitronensaft
- 1 TL Pfeffer
- 1 TL Salz

Zubereitung:

1. Kartoffeln in Wasser 20-30 Minuten garkochen.
2. Avocado halbieren. Entkernen und das Avocadofleisch mit etwas Zitronensaft beträufeln. Mit einer Gabel zerdrücken.
3. Salzen und pfeffern.
4. Kartoffeln abschütten und mit dem Avocadomatsch vermengen und genießen.

Leichte Brühe mit Karotten und Lauch

Portionen: 8

Zubereitungsdauer: 30 Minuten

Hinweis: Hefeflocken an sich wirken säurebildend. In geringen Mengen ist dies jedoch tolerierbar, solange die Gesamtspeise (wie hier in diesem Rezept) basisch bleibt. Wie so oft, macht die „Dosis das Gift". Alternativ können ein paar Kürbiskerne zum Bestreuen verwendet werden. Petersilie wirkt ebenso wie Lauch basisch.

Zutaten:
- 500 g Karotten
- 1 Lauch
- 40 g Sellerie
- 1 TL Meersalz
- ½ TL Muskatnuss (gerieben)
- 4 TL Gemüsebrühe (hier: Hefefrei, ohne Geschmacksverstärker)
- 2 Liter Wasser
- 8 TL Hefeflocken (basische Alternative: Kürbiskerne)
- 20 g Petersilie

Zubereitung:
1. Sellerie, Lauch und Karotten waschen. Ungeschält würfeln. Kräuter ebenfalls vorbereiten und fein hacken.
2. Ein Liter Wasser in einem Topf aufkochen. Gemüsebrühe zugeben und alle Zutaten aus Schritt 1 darin 20 Minuten weichgaren. Gelegentlich umrühren.
3. Brühe durch ein Sieb streichen. Salzen und abschmecken.
4. Mit Hefeflocken bestreuen, sobald alles von der Hitze genommen ist.
5. Servieren und genießen. Schmeckt warm und kalt.

Bildquellen/Druckinformationen:
Bildercover: canva.com
@ jemastock2; Assorted Healthy Food and Heart Cardiogram Icons Image
ISBN dieser Printausgabe (mit glänzendem Cover):
ISBN: 978-3-98500-116-3
IngramSpark – Lightning Source LLC
In Deutschland via BoD/Libri
BuchHörnchen-Verlag
Im Schlimm 13
55768 Hoppstädten-Weiersbach (Deutschland)

Lightning Source UK Ltd.
Milton Keynes UK
UKHW050735270821
389579UK00010B/917